MW01231960

LE 50 RICETTE DELLA CUCINA VEGETARIANA ITALIANA PASTA, PIZZA E ZUPPE 2021/22

Se ami la cucina italiana non puoi perderti i famosi primi piatti che nascono dalle ricette culinarie di ogni regione italiana, Pasta, Pizza e Zuppe un ricettario completo sia per perdere peso ma anche soddisfare i tuoi peccati di gola.

Alfredo Savona

ALFREDO SAVONA

LE 50 RICETTE DELLA CUCINA VEGETARIANA ITALIANA PASTA, PIZZA E ZUPPE 2021/22

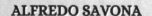

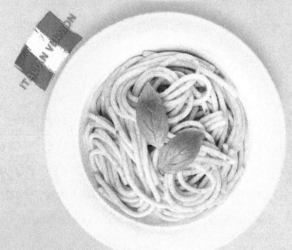

SE AMI LA CUCINA ITALIANA NON PUOI PERDERTI I FAMOSI PRIMI PIATTI CHE NASCONO DALLE RICETTE CULINARIE DI OGNI REGIONE ITALIANA, PASTA, PIZZA E ZUPPE UN RICETTARIO COMPLETO SIA PER PERDERE PESO MA ANCHE SODDISFARE I TUOI PECCATI DI GOLA.

Sommario

☆ *55% OFF for BookStore NOW at $ 30,95 instead of $ 41,95!* ☆

Welcome to Italian Vegetarian Cuisine,

considered the most important Cuisine in Europe and maybe even in the world.

That's why if you are a lover of vegetarian

cuisine, you cannot miss the recipes described in this book.

Good life and good appetite, my friends.

Buy is NOW and let your Customers get addicted to this amazing book!

INTRODUZIONE

La cucina vegetariana italiana è molto più di un semplice risotto (anche se, con così tante regioni che coltivano riso in tutto il paese, è sicuramente un piatto che gli italiani sanno fare bene).

Dai tartufi della Toscana ai paffuti e profumati pomodori della Campania, tutte le regioni italiane offrono i propri prodotti unici che si prestano perfettamente alla creazione di tutta una serie di fantasiosi piatti vegetariani.

Non sorprende quindi che i migliori ristoranti vegetariani d'Europa siano in Italia, tanti hanno già ricevuto una stella Michelin.

In questo ricettario propongo tante ricette vegetariane da me rivisitate, prendendo spunto dalle migliori ricette italiane sparse in tante regioni.

Costruisci i tuoi piatti preferiti e migliora sempre di più le tue abilità culinarie.

Crea un menu per una cena vegetariana pieno di sorprese con questa raccolta di ingegnose ricette vegetariane italiane, che dimostrano la versatilità e la fantasia dei più grandi chef italiani.

Inizia come intendi continuare con le ricette, un superbo piatto vegetariano per principianti a base di auberge, erbe aromatiche e una sorprendente maionese al carbone, oppure prova la sua altrettanto colorata insalata Butterfly, con radicchio, cavolo verde, carote, spinaci e barbabietola per creare un vero festa vegetariana per tutti i sensi.

Iniziamo.

1. Risotto cremoso agli asparagi

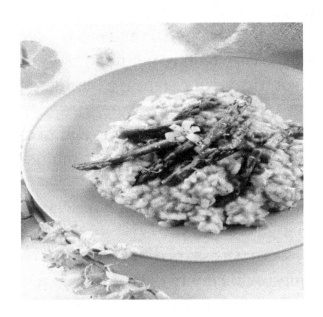

ingredienti

½ tazza di riso per risotti (Carnaroli dà i risultati migliori ma Arborio è più facile da trovare)
1 manciata di asparagi
1 cucchiaio di burro (o il doppio di olio d'oliva)
1 cipolla piccola
1 tazza di piselli (freschi, in scatola o surgelati vanno bene)
3 tazze di brodo vegetale
½ tazza di formaggio a pasta dura, grattugiato

Direzione

Tagliare gli asparagi a pezzetti.
Tritare finemente la cipolla.
Sciogliere il burro e l'olio in una padella, aggiungere
la cipolla e soffriggere fino a renderla traslucida.
Aggiungere il riso e tostare per un minuto o due.
(Facoltativo: friggere il riso in 1/2 bicchiere di vino
bianco fino a quando il vino evapora).
Quindi aggiungere 500 ml di brodo e mescolare.
Lasciare cuocere a fuoco lento per 15 minuti a fuoco
basso.
Aggiungere gli asparagi e i piselli, mescolare e lasciar
riposare per altri 5 minuti.
Potrebbe essere necessario aggiungere un po' più di
liquido (questo dipenderà dal calore).
Ora controlla il riso. Potrebbe essere necessario
qualche minuto in più per completare la cottura.
Quando il riso è morbido, è il momento di finirlo -
aggiungete un po' d'acqua se necessario e un po' di
formaggio grattugiato per dargli un gusto cremoso.

2. Tofu vegetariano alla bolognese

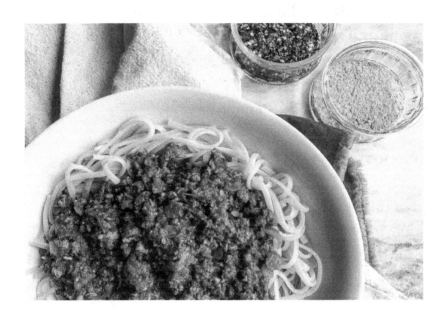

ingredienti

Per la pasta
200 g di pasta integrale (scegli la tua preferita, quella
integrale sarebbe la migliore)
1 cucchiaino di olio d'oliva
Per il tofu
7 once di tofu sodo (preferibilmente prendere tofu
fresco dal supermercato)
1 cucchiaino di olio d'oliva
Per la salsa
1 cucchiaino di olio d'oliva
1 cipolla rossa
2 spicchi d'aglio

1 lattina di pomodori a cubetti (1 lattina = 14,5 oz)
2 cucchiai di concentrato di pomodoro
1 manciata di basilico, fresco (o 2 cucchiai di basilico congelato o secco)
1 cucchiaino di origano, essiccato
1 cucchiaino di sciroppo d'acero (o zucchero di canna)
Sale e pepe a piacere

Direzione

Per la pasta
Cuocere la pasta come indicato. Condire la pasta preparata con olio d'oliva a piacere, aggiungere un po' di sale e origano.
Per la salsa
Tagliare a dadini la cipolla e l'aglio.
Scaldare l'olio in una padella e aggiungere la cipolla e l'aglio. Friggere per 3-4 minuti. Aggiungete ora i pomodori tagliati, il concentrato di pomodoro, il basilico, lo sciroppo d'acero, sale e pepe. Lasciar sobbollire.
tofu
Tagliare il tofu a pezzetti o sbriciolarlo per assomigliare a un trito.

In una padella larga, scaldare l'olio a fuoco medio e aggiungere il tofu. Aggiungere un po' di sale e lasciar soffriggere per 15 minuti o fino a quando non diventano croccanti. Assicurati di mescolare di tanto in tanto. Se lo sbriciolate, riducete il tempo di cottura di circa 3 min.

Quando tutto sarà pronto, versate la pasta nel piatto, versateci sopra la salsa e aggiungete il tofu.

3. Frittelle di pizza perfette

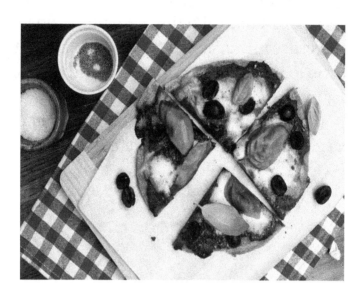

ingredienti

¾ tazza di farina (¾ tazza = 130 g)
⅔ tazza d'acqua (⅔ tazza = 150 ml)
1 cucchiaino di olio d'oliva
1 cucchiaino di lievito secco
3 cucchiai di concentrato di pomodoro
2 cucchiai di erbe aromatiche italiane essiccate (o origano)
1 palla di mozzarella a basso contenuto di grassi (1 palla = 125 g/4,5 once) (usa normale se preferisci)
8 olive
1 manciata di foglie di basilico, fresco

Direzione

Mescolare il lievito, l'acqua e la farina fino ad ottenere un composto omogeneo.

Versare in una padella antiaderente leggermente unta. Distribuire uniformemente l'impasto. C'è abbastanza impasto per due pizze piccole o una grande.

Per ottenere i migliori risultati, cuocere con il coperchio.

Aggiungere il concentrato di pomodoro e le erbe essiccate. Distribuire uniformemente sulla base.

Affettate la mozzarella e le olive e adagiatele sopra.

Infornare con il coperchio. 8-10 minuti per sottili e croccanti, 15 minuti per fritture.

Alla fine aggiungete il basilico fresco.

4. Zuppa Di Verdure All'italiana Toscana

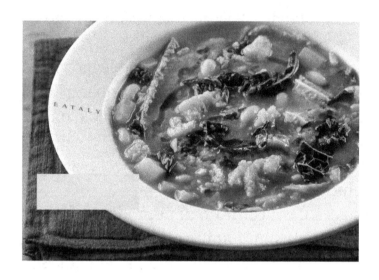

ingredienti

2 cucchiai. Olio d'oliva
6 spicchi d'aglio
1 Cipolla (di qualsiasi colore)
2-3 gambi di sedano
1 Peperone (di qualsiasi colore)
3-4 tazze di fagiolini (lavati e tagliati)
6 tazze di brodo vegetale senza glutine
1 14 oz. può cubetti di pomodoro
1 cucchiaino. Condimento italiano
2 15 once. barattoli di fagioli borlotti (scolati e
sciacquati)
1,5 tazze di noodles rotini senza glutine
Sale e pepe Kosher

2-3 tazze di cavolo cappuccio tritato
Parmigiano Reggiano per guarnire

Direzione

Tritare 6 spicchi d'aglio e 1 cipolla (di qualsiasi colore). Tagliare 2-3 gambi di sedano a fettine piccole.
Tagliate a dadini 1 peperone di qualsiasi colore.
Lavare e tagliare 1 chilo di fagiolini. Taglia i fagioli a metà o terzi, a seconda delle dimensioni che ti piacciono.
Preriscaldare un forno olandese in ghisa o una padella per zuppe dal fondo pesante sul fornello a una temperatura media o medio-alta. Quando l'olio è caldo, aggiungere l'aglio, la cipolla e il sedano tritati. Friggere per 2-3 minuti, mescolando spesso.
Unite i fagiolini tritati, un pizzico di sale e di pepe e fate cuocere per 4-5 minuti, mescolando spesso.
Aggiungere i peperoni tagliati a dadini e friggere per altri 2-3 minuti, mescolando spesso.

5. Pila di melanzane arrosto alla parmigiana

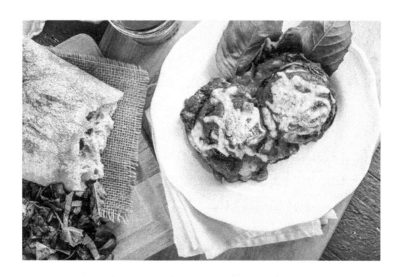

ingredienti

12 fette di melanzane spesse circa 1/2 pollice (circa 1
melanzana grande)
4 cucchiai di olio extra vergine di oliva
sale kosher qb
pepe nero a piacere
1 tazza di salsa marinara preparata o fatta in casa
8 once di mozzarella fresca, tagliata in 12 fette
3/4 tazza di parmigiano grattugiato
1/4 tazza di basilico fresco tagliato a chiffon
altro olio d'oliva, parmigiano, pepe macinato fresco
e/o peperoncino tritato (facoltativo)

Direzione

Preriscaldare il forno a 425 gradi Celsius.

Disponete le fette di melanzana su una teglia e spennellatele davanti e dietro con tutti e 4 i cucchiai di olio d'oliva. Ricoprire velocemente in quanto le melanzane assorbiranno l'olio. Condire generosamente su entrambi i lati con sale kosher e pepe nero.

Infornate le fette di melanzane a 425 gradi per 30-40 minuti fino a quando saranno ben cotte e dorate.

Rimuovi tutte le fette di melanzane al forno tranne quattro su un piatto. Disponete i restanti quattro sulla teglia per distribuirli uniformemente.

Adagiate un cucchiaio (poco più di un cucchiaio) di salsa marinara sopra le quattro fette di melanzana. Mettere una fetta di mozzarella fresca e circa un cucchiaio di parmigiano grattugiato, seguito da qualche pezzetto di basilico fresco.

Ripeti gli strati altre due volte, ma non aggiungere basilico fresco nell'ultimo strato. Ora avrai quattro pile di tre fette di melanzane ciascuna.

Infornare a 425 gradi per 10 minuti o finché il formaggio non si scioglie.

Quando lo togliete dal forno, cospargete sopra ogni pila il basilico rimasto (questo viene aggiunto dopo la cottura per evitare che si secchi e si bruci).

Servire con un filo di puro olio d'oliva, altro parmigiano, pepe nero macinato fresco e, se necessario, un po' di peperoncino tritato.

6. Pasta facile al pomodoro e spinaci

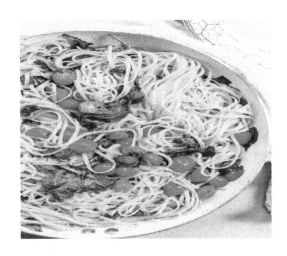

ingredienti

2 tazze di pasta di penne
3 cucchiai di olio d'oliva
1 cipolla piccola
2 spicchi d'aglio
4 pomodorini (4 pomodori freschi = 1 lattina di pomodori a cubetti)
2 cucchiai di concentrato di pomodoro
3-4 cucchiai di yogurt greco (o formaggio spalmabile se volete fare i capricci)
1 manciata grande di spinaci (1 manciata grande = 200 g, gli spinaci surgelati vanno bene)
¼ tazza di formaggio stagionato grattugiato
1 cucchiaino di origano secco

1 cucchiaino di basilico essiccato
1 pizzico di peperoncino rosso in scaglie
½ cucchiaino di sale
½ cucchiaino di pepe in grani

Direzione

Mentre l'acqua si scalda, tagliare a dadini la cipolla, grattugiare o schiacciare l'aglio e tritare i pomodori (se non si usa una lattina).

Quando l'acqua bolle, aggiungere la pasta (aggiungere sale e un filo d'olio a piacere).

Scaldare l'olio in una grande casseruola a fuoco medio, aggiungere la cipolla e l'aglio e soffriggere per 5 minuti o finché non diventano traslucidi.

Aggiungere i pomodori. Nota: se usate pomodori freschi, la salsa risulterà un po' liquida. Solo se lo lasci riposare per un giorno otterrai la consistenza cremosa che stai cercando.

Aggiungi gli spinaci.

Aggiungere l'origano, il basilico, i fiocchi di peperoncino, il sale e il pepe.

Incorporare il concentrato di pomodoro e lo yogurt greco. Mescolate finché entrambi non si saranno sciolti nella salsa.

Ora aggiungi il formaggio a pasta dura.

Scolare e aggiungere la pasta. Riduci il fuoco per far sobbollire.

Mescolare di tanto in tanto per 1 minuto. Assaggiate e aggiustate di sale e pepe se necessario.

7. Ricetta semplice della pizza Socca

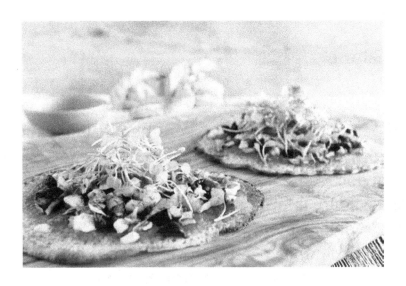

ingredienti

Base pizza:
1 tazza di farina di ceci: 1 tazza di farina di ceci
1 tazza di acqua calda
½ cucchiaino di aglio in polvere
1 cucchiaino di lievito per dolci
1 cucchiaio di olio
Pizzico di sale
Ripieno:
4 cucchiai di concentrato di pomodoro (denso)
1-2 cucchiai di origano secco
1 cipolla rossa piccola
1 tazza di formaggio cheddar (grattugiato)
½ tazza di mais dolce

1 manciata di olive
1 manciata di rucola
1 cucchiaio di basilico

Direzione

Mescolare bene la farina di ceci, l'acqua tiepida, l'aglio in polvere e il lievito. Per ottenere i migliori risultati, coprire e lasciare riposare per trenta minuti. Se hai poco tempo, puoi saltare questo passaggio.
Preriscaldare il forno a 200 °C e mescolare l'olio d'oliva con il composto umido e un pizzico di sale.
Versare il composto in una teglia con bordi e carta da forno. Lasciare cuocere per circa 8 minuti, finché non inizia a rassodarsi un po'.
Affettate sottilmente la cipolla rossa e preparate il formaggio, le olive e il mais.
Sfornare la base della pizza e spennellarla con il concentrato di pomodoro e cospargere con l'origano secco.
Metti sopra gli altri ingredienti, incluso il basilico o le tue erbe preferite, ad eccezione della rucola, che ora laviamo e scoliamo.
Cuocere per circa 12 minuti in più. Quando tutto sembra pronto e il formaggio si è sciolto, la pizza è pronta! Sfornare e decorare con rucola.

8. Gnocchi cremosi al pesto

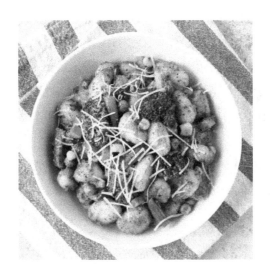

ingredienti

1 confezione da 450 g di gnocchi
½ tazza di pomodori secchi sott'olio, tritati
¾ tazza (80 ml) di panna liquida
4 cucchiai di pesto
½ cucchiaino di sale

Direzione

Portare a bollore una pentola di acqua leggermente
salata e cuocere gli gnocchi secondo le istruzioni della
confezione.

Scaldare l'olio di pomodori secchi in una padella a fuoco medio e friggere i pomodori secchi per un minuto per rilasciare il loro aroma. Versare la panna, cuocere per un minuto (non bollire), togliere dal fuoco e mantecare con il pesto. Condire con sale. Unite al sugo gli gnocchi cotti e scolati e mescolate fino a quando gli gnocchi non saranno ricoperti di salsa.

Servire caldo. Completare con parmigiano grattugiato o formaggio a pasta dura vegetariano, se lo si desidera.

9. Risotto ai funghi vegano

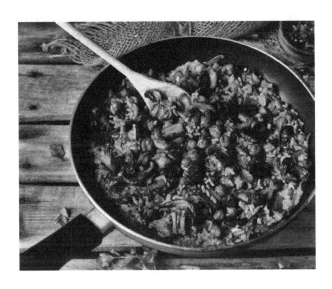

ingredienti

2 cucchiai di olio d'oliva
2 spicchi d'aglio
1 cipolla
3 tazze di brodo vegetale (3 tazze = 750 ml)
9 once di funghi (9 once = 250 g o 2 tazze)
½ tazza di riso per risotti
2-3 cucchiai di lievito alimentare
2 cucchiai di prezzemolo fresco (o 1 cucchiaio di
prezzemolo essiccato

Direzione

Preparare il brodo e tenerlo in caldo (ad esempio sul fornello).
Lavate e affettate velocemente i funghi.
Riscaldare una grande casseruola o padella e friggere i funghi con un filo d'olio fino a cottura completa - circa 5 minuti.
Nel frattempo, tritare la cipolla e l'aglio. Quando i funghi sono pronti, metteteli da parte e lasciateli per dopo.
Nella stessa padella (senza i funghi), soffriggere le cipolle, aggiungendo altro olio se necessario. Friggere fino a renderle morbide.
Aggiungere il riso e tostare per 2 minuti. Aggiungere l'aglio e mescolare bene. Se lo si utilizza, aggiungere il vino e cuocere fino a quando non sarà evaporato.
Ora iniziate a versare il brodo un mestolo alla volta. Appena il liquido sarà quasi esaurito aggiungetene un altro mestolo. Questo dovrebbe dare al risotto una bella consistenza cremosa.
Quando il brodo si sarà esaurito e il riso sarà cotto, togliere dal fuoco. Aggiungere i funghi e mescolare.
Guarnire con margarina vegana, prezzemolo e lievito alimentare. Coprire con il coperchio.
Dopo un paio di minuti la margarina dovrebbe sciogliersi. Mescolare tutto insieme.

10. Rigatoni al Formaggio con Verdure Arrostite

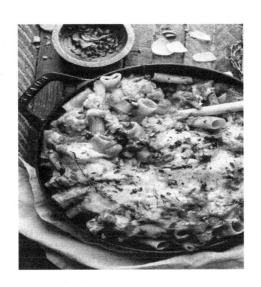

ingredienti

1 kg di pasta secca rigatoni
3-4 tazze di salsa marinara
1-2 cucchiai di olio
Sacchetto da 1 libbra di peperoni piccoli
1 testa di cavolfiore
4-5 carote
1/4 tazza di basilico fresco, tritato
1 cucchiaino di origano (secco o fresco)
1 tazza di formaggio cheddar grattugiato
1 tazza di formaggio groviera grattugiato
1/2 tazza di parmigiano grattugiato
sale e pepe nero

Direzione

Preriscaldare il forno a 425F.
Preparare le verdure: tagliare a petali il cavolfiore.
Togliete il picciolo alle carote, poi tagliatele a
bastoncini, tagliandole in quarti nel senso della
lunghezza. Lasciare interi i peperoni piccoli (con i
gambi).
Arrostire le verdure: disporre le verdure su una teglia
e condire con olio. Mescolate e cospargete con un
pizzico di sale e pepe nero. Arrostire per 20 minuti
(girando a metà), quindi ridurre la temperatura del
forno a 325 F e arrostire per altri 10 minuti.
Affettate le verdure: togliete le verdure arrostite e fate
raffreddare leggermente. Eliminate con cura i gambi
dei peperoni. Tagliare i peperoni e le carote a cubetti.
Tritare il cavolfiore se i pezzi sono troppo grandi, ma
lasciare le cimette. Nota: i peperoncini arrostiti
risulteranno molto morbidi, quindi potrete rimuovere
facilmente i gambi estraendoli delicatamente.

Per fare la pasta: Mentre le verdure cuociono, portare a ebollizione una pentola capiente d'acqua. Condire l'acqua con la pasta con abbondante sale (circa 1-2 cucchiai). Cuocere la pasta come indicato sulla scatola in modo che la pasta abbia una consistenza al dente. Quando scolate la pasta, riservate 1/3 di tazza d'acqua. Nota: Al dente in italiano significa "al dente" - la consistenza della pasta deve essere piccola e non troppo morbida.

Mescolare gli ingredienti con la pasta: aggiungere 1-2 tazze di marinara nella pentola con la pasta e l'acqua della pasta. Aggiungere 1/2 tazza di formaggio cheddar, 1/2 tazza di formaggio groviera e 1/4 tazza di parmigiano. Quindi aggiungere metà delle verdure arrostite, il basilico fresco tritato e l'origano.

Disporli in una pirofila. Aggiungere le restanti verdure arrostite e 1-2 tazze di marinara, quindi cospargere il restante cheddar, groviera e parmigiano. Coprire con un foglio o un coperchio e cuocere a 350F per 20 minuti. Per l'ultimo minuto, infornare a fuoco alto per far dorare il formaggio.

11. Pasta arrabiata

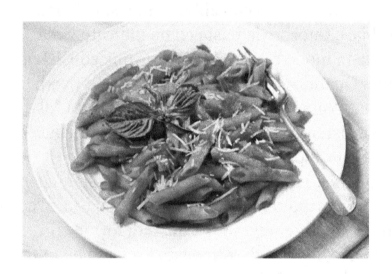

ingredienti

1 melanzana piccola

¼ cucchiaino di sale

8 oz di pasta integrale (8oz = 250g)

cucchiaino di paprika

1 cipolla media

2 spicchi d'aglio

2 pomodori medi

¼ di cucchiaino di zucchero

3 cucchiai di olio d'oliva

1 cucchiaino concentrato di pomodoro

2 tazze di succo di pomodoro

1 peperoncino rosso

2 cucchiai di mandorle (tostate/affumicate)

Direzione

Cuocere la pasta come da istruzioni sulla confezione.
Lavare e tagliare a pezzetti le melanzane e i pomodori.
Scaldare una padella con olio d'oliva a fuoco medio.
Aggiungere la melanzana e mescolare il sale e la paprika.
Tagliare a dadini la cipolla e l'aglio.
Dopo un paio di minuti, aggiungere le cipolle e friggere fino a renderle morbide. Quando sono pronti, aggiungere l'aglio e soffriggere per altri 30 secondi circa.
Aggiungete il concentrato di pomodoro e fate rosolare ancora per un paio di minuti.
Aggiungere il succo di pomodoro, i pezzi di pomodoro e lo zucchero.
Trita il peperoncino e getta anche quello.
Lasciare cuocere (bollendo) per altri cinque minuti.
Tritare le mandorle.
Condire la pasta con il sugo, aggiustando di sale e pepe. Guarnire con le mandorle tritate

12. Risotto ai porri confortante

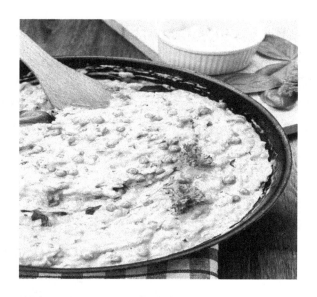

ingredienti

½ tazza di riso per risotti

2-3 tazze di brodo vegetale

½ porro

1 cipolla piccola

1 cucchiaio di olio d'oliva

1 tazza di piselli, congelati

⅓ tazza di crema (⅓ tazza = 100 ml)

2,5 once di formaggio cremoso a basso contenuto di grassi

2 cucchiai di salsa di soia

2 cucchiai di salsa Worcestershire (vegetariana)

¼ cucchiaino di sale

cucchiaino di pepe
1 cucchiaio di basilico, fresco
1 cucchiaio di prezzemolo, fresco
1 cucchiaio di origano, fresco (per tutte le erbe
aromatiche vanno bene secchi o congelati se freschi
non sono disponibili)

Direzione

Risciacquare velocemente il riso per togliere l'amido.
Affettate il porro e la cipolla e fateli soffriggere in olio
d'oliva in una padella capiente a fuoco medio per
circa 5 Minuti.
Aggiungere il riso per risotto e cuocere per altri 2
minuti.
Se lo usate, aggiungete il vino bianco e mescolate
finché non si sarà sciolto.
Aggiungere ¾ del brodo vegetale. Fate cuocere il
tutto per circa 20 minuti, o finché il riso non sarà
pronto. Se si asciuga prima che il riso sia pronto,
aggiungete altro brodo.
Quando il riso sarà pronto, spegnete il fuoco.
Aggiungere i piselli surgelati, la panna e il formaggio
cremoso, la salsa di soia e la salsa Worcestershire e il
basilico, il prezzemolo e l'origano. Date una bella
mescolata assicurandovi che tutto sia ben
amalgamato.

Riaccendete la fiamma e cuocete a fuoco medio-alto
per altri 5 minuti. Questo dà la possibilità alla salsa di
diventare densa e i sapori di uscire completamente.
Aggiungere sale e pepe a piacere. Basta non farlo
bruciare: mescola di tanto in tanto!
Servire con un po' di cheddar cosparso sulla parte
superiore per una maggiore prelibatezza.

13. Pasta al pesto rosso

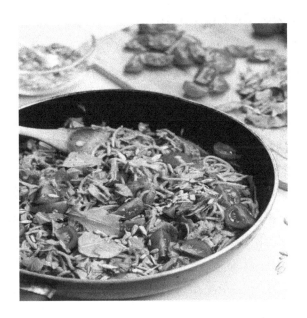

ingredienti

1 manciata di semi di girasole
7 once di pasta (integrale sarebbe meglio)
1 cipolla
1 cucchiaio di olio d'oliva
3-4 cucchiai di pesto rosso
1 manciata di spinaci (1 manciata = 50 g, va bene anche la rucola)
1 manciata di pomodorini

Direzione

Fai bollire quella tua pasta.

Tagliate a dadini la cipolla e fatela appassire con olio
d'oliva in una padella a fuoco medio.

Mentre cuoce mettete i semi in una padella e
friggeteli senza olio. Ci vorranno solo un minuto o
due, quindi non lasciarli bruciare!

Scolare la pasta cotta poi versarla nella padella,
mantecare con il pesto rosso, gli spinaci/rucola e una
bella manciata di pomodorini a cubetti.

Aggiungi qualche spruzzata d'acqua se vuoi che sia un
po 'più cremosa.

A seconda di ciò che desideri, aggiungi il formaggio
cheddar senza caglio per il gusto o lascialo fuori per
una versione vegana.

Per servire aggiungere un altro paio di pomodorini
come guarnizione e cospargere i semi di girasole.

14. Zucchine vegetariane

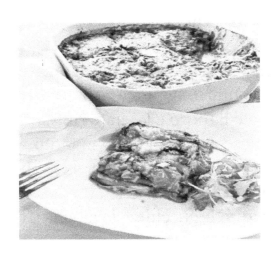

ingredienti

½ tazza di grani di farro, macinati
2 tazze di brodo vegetale
2 zucchine medie
1 cucchiaio di olio d'oliva
1 cipolla
Fogli di lasagne
1 lattina di passata di pomodoro tomato
2 cucchiai di concentrato di pomodoro
1 tazza di besciamella (se vi piace potete farla in casa)
Sale e pepe a piacere
1 cucchiaio di basilico essiccato (potete usare anche basilico fresco)
90 g di formaggio cheddar

Direzione

Soffriggere il farro in una padella capiente per circa 2-3 minuti a fuoco medio (senza olio). Attento che non si brucia! Appena inizia a sprigionare il suo aroma e imbiondire, aggiungere il brodo e mescolare bene. Spegnete il fuoco e lasciate riposare il farro per 20 minuti, mescolando di tanto in tanto. Se la padella si raffredda completamente, lasciala sobbollire a fuoco basso.

Tagliare a dadini le zucchine, la cipolla e tutte le altre verdure.

Dopo 20 minuti, aggiungere le zucchine, la cipolla e qualsiasi altra verdura al farro, insieme alla passata di pomodoro e al concentrato di pomodoro.

Aggiungere anche sale, pepe e basilico. Prova di gusto, e se il pomodoro non fosse particolarmente dolce, aggiungi un cucchiaino di zucchero per compensarlo. Lascia sobbollire il tutto a fuoco medio-basso per circa 10 minuti.

Tempo di preparazione successivo: Aggiungi ⅓ del mix di farro/veg in una teglia da forno. Adagiarvi sopra le sfoglie di lasagna e sopra aggiungere ⅓ besciamella, spalmandola sulle sfoglie aiutandosi con un cucchiaio. Aggiungi il prossimo ⅓ mix di farro / verdure, altre sfoglie per lasagne e un'altra ⅓ Besciamella. Infine aggiungete il resto del mix di verdure e un altro strato di besciamella (non più sfoglie di lasagne). Sullo strato superiore, cospargere il formaggio grattugiato.

Infornare per 35 minuti a 200°C/390°F, o fino a doratura profonda. Le migliori lasagne di sempre.

15. Pizza Tortilla Croccante

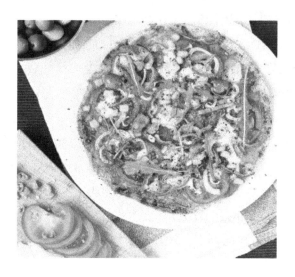

ingredienti

4 tortillas (idealmente integrali)
1 passata di pomodoro
1 palla di mozzarella (la feta o la maggior parte degli altri formaggi vanno bene)
1 manciata di olive
1 cipolla bianca o rossa
1 peperoncino / jalapeño
4 pomodorini
½ peperone, rosso (il tuo colore preferito)
½ tazza di basilico, fresco

Direzione

Distribuire la passata di pomodoro su ogni tortilla.
Tagliate il formaggio a strati sottili e aggiungetelo alle
tortillas.
Tagliare le verdure a pezzetti, quindi disporle in
modo uniforme sulle tortillas
Cuocere in forno per 10-15 minuti a 180°C (360°F) –
non far bruciare le tortillas!

16. Pappardelle al limone

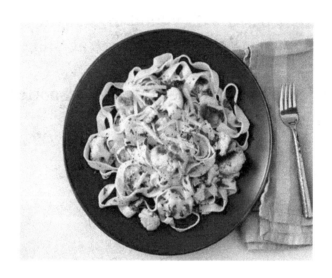

ingredienti

200 g di pappardelle fresche
1 cucchiaio di olio d'oliva
2 limoni medi non trattati (scorza e succo)
2 cucchiai di pinoli (tostati)
Per il pesto di basilico e cavolo riccio:
1 mazzo grande di basilico fresco (più qualche foglia
in più per decorare)
2 cucchiaini di cavolo cappuccio in polvere
2 cucchiai di olio d'oliva (extravergine)
2 cucchiai di aceto di vino bianco
2 cucchiai di yogurt naturale (senza latticini)
1 cucchiaino di senape di Digione (opzionale)
Sale e pepe a piacere

Direzione

Portare a bollore abbondante acqua in una pentola e cuocere le pappardelle fresche per 4 minuti.
Nel frattempo preparate il pesto di basilico e cavolo cappuccio. Mettere tutti gli ingredienti nel robot da cucina e frullare fino a quando non sono ben combinati. Aggiungete un cucchiaio d'acqua se preferite il pesto un po' meno denso.
Scolare la pasta cotta, condire con olio d'oliva.
Versate il pesto sulla pasta, aggiungete la scorza e il succo di limone e amalgamate il tutto. Completare con pinoli tostati e foglie di basilico fresco.

17. Uova al forno affumicate con ricotta e fagioli

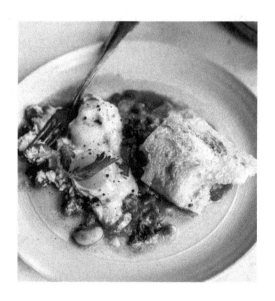

ingredienti

1/4 tazza di olio d'oliva olive

2 spicchi d'aglio, tritati

3/4 cucchiaino di paprika affumicata

1/4 di cucchiaino di peperoncino rosso in scaglie

1 (15 once) Fagioli cannellini in lattina, scolati e sciacquati

1 (28 once) può schiacciare i pomodori

Manciata di spinaci novelli freschi (facoltativo)

1 1/2 tazze di ricotta

6 uova

Sale e pepe a piacere

Erbe fresche, tritate grossolanamente

Pane croccante, per servire

Direzione

Preriscaldare il forno a 400 gradi.
In una padella capiente e adatta al forno, scaldare
l'olio d'oliva a fuoco medio. Aggiungere l'aglio, la
paprika affumicata e il peperoncino a scaglie e
cuocere, mescolando, fino a quando non diventa
fragrante; 1 minuto. Aggiungere i fagioli ei pomodori,
abbassare la fiamma a medio basso e cuocere fino a
quando la salsa si sarà addensata; circa 15 minuti.
Condite con sale e pepe a piacere. Mescolare in una
manciata di spinaci baby, se si utilizza.
Con il dorso di un cucchiaio, fare sei rientranze nella
salsa, aggiungere un cucchiaio di ricotta in ciascuna
rientranza, quindi rompere un uovo sopra la ricotta.
Trasferire la padella in forno e cuocere fino a quando
gli albumi si sono rappresi ma i tuorli sono ancora
liquidi (le uova continueranno a cuocere un po' nella
padella) per circa 12-15 minuti.
Guarnisci con le tue erbe fresche preferite e servi con
pane caldo e croccante.

18. Pasta cremosa di broccoli

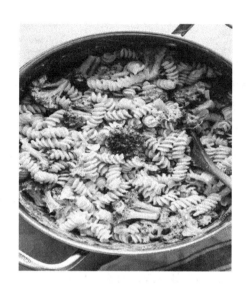

ingredienti

200 g di pasta
2 cucchiai di olio d'oliva
2 tazze di broccoli (va bene anche surgelato)
1 cipolla
2 spicchi d'aglio
½ tazza di brodo vegetale
4 once di formaggio cremoso
1 cucchiaino di miele
1 cucchiaino di succo di limone
Sale e pepe a piacere
1 cucchiaino di peperoncino in scaglie

Direzione

Portare a bollore l'acqua e cuocere la pasta secondo le istruzioni della confezione.

Se stai usando i broccoli surgelati, buttali subito in una padella con 3 cucchiai di olio d'oliva e copri con un coperchio: i broccoli si scongelano più velocemente.

Se si utilizza fresco, lavare e tagliare a piccole cimette i broccoli freschi. Quindi, sbucciare e tagliare a cubetti la cipolla; lo stesso con gli spicchi d'aglio.

Scaldare l'olio d'oliva in una padella, quindi aggiungere i broccoli, la cipolla e l'aglio. A fuoco medio fate sobbollire il tutto per 5 minuti.

Ora è il momento di aggiungere la crema di formaggio.

A questo punto versare lentamente il brodo vegetale. Una volta pronta, scola la pasta in un setaccio. Uniteli ora al composto di crema di broccoli. Cuocere a fuoco medio per altri 5 minuti

Aggiungere sale, pepe e qualche scaglia di peperoncino a piacere. Per dargli un po di gusto in più aggiungi qualche spruzzata di succo di limone e un cucchiaino di miele al mix.

19. Casseruola di verdure estive italiane

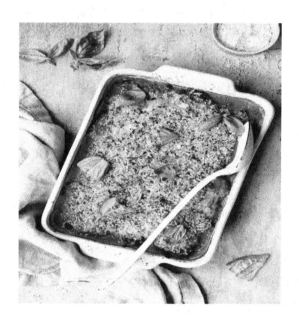

ingredienti

1 melanzana di media grandezza, tagliata a fette spesse ¼ di pollice
2 zucche gialle da piccole a medie, tagliate a fette spesse ¼ di pollice
2 zucchine di media grandezza, tagliate a fette spesse ¼ di pollice
1 peperone rosso grande, senza semi, senza gambo e senza torsolo, tagliato in circa 12 strisce lunghe
1 peperone giallo grande, senza semi, senza gambo e senza torsolo, tagliato in circa 12 strisce lunghe
¼ tazza di olio d'oliva e 2 cucchiai
sale e pepe nero macinato fresco a piacere

Spray da cucina
1 vasetto (24 once) di salsa marinara come olio d'oliva
2 grandi rametti di basilico fresco
3 tazze di mozzarella sminuzzata
1 tazza di parmigiano grattugiato fresco
½ tazza di panko
2 cucchiai di prezzemolo fresco tritato

Direzione

Preriscaldare la griglia a medio-alta. Spennellare
leggermente le verdure con di tazza di olio d'oliva.
Mettere le verdure sulla griglia e ridurre il fuoco a
medio. Grigliare le verdure fino a quando saranno
ben carbonizzate e leggermente ammorbidite, ad
eccezione delle melanzane. Arrostire le melanzane
fino a quando non saranno facili da bucare con un
coltello.
Preriscaldare il forno a 375 gradi. Spruzza una
pirofila da 13 x 9 pollici con uno spray da cucina.
Spalmare il fondo della teglia preparata con circa ½
tazza di salsa alla marinara.
Adagiate le zucchine sopra la salsa per ricoprire il
fondo, quindi guarnite con ½ tazza di marinara e
cospargete con circa ½ tazza di mozzarella,
cospargete con parmigiano e un po' di basilico
spezzettato. Adagiate sopra i peperoni rossi.

Completare con le rimanenti zucchine e zucca gialla, ½ tazza di salsa, ½ tazza di mozzarella, altro parmigiano e altro basilico spezzettato.
Adagiate sopra i peperoni gialli, poi le melanzane.
Versare la salsa marinara rimanente sull'arrosto.
Coprire con la restante mozzarella e altro parmigiano, lasciando circa ¼ tazza di condimento.
In una ciotolina, mescolare insieme il restante ¼ di tazza di parmigiano, il panko, il prezzemolo e i restanti 2 cucchiai di olio d'oliva. Cospargere la parte superiore dell'arrosto.
Cuocere per 45 minuti o fino a quando la parte superiore non bolle e leggermente dorata.

20. Pasta cremosa all'avocado

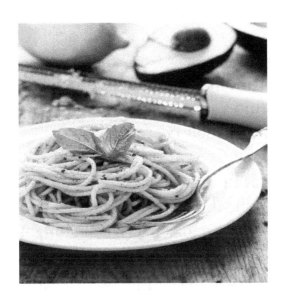

ingredienti

150 g di pasta integrale
1 tazza di pomodorini
¼ tazza di basilico, fresco (va bene anche il basilico
secco, ma usane di meno)
1 avocado grande
2-3 cucchiai di succo di limone
1-2 cucchiai di salsa di soia
1 cucchiaio di olio d'oliva
1 spicchio d'aglio
sale qb
Aggiungere qualche cucchiaio di acqua, se troppo
densa

Direzione

Portare l'acqua ad ebollizione e versare la pasta.
Usa il tempo di cottura della pasta per preparare la
salsa di avocado:
Schiacciate la polpa di avocado con una forchetta in
una ciotola fino a renderla cremosa (se avete un robot
da cucina, usate quello)
Aggiungere olio d'oliva, succo di limone e salsa di soia
al purè di avocado
Tagliare le foglie di basilico e aggiungerle alla ciotola
Grattugiate l'aglio e lo zenzero e aggiungete anche
loro. Ricorda, lo zenzero è facoltativo.
Se l'impasto risultasse troppo denso aggiungete
qualche cucchiaio d'acqua.
Scolare la pasta e rimetterla nella pentola.
Aggiungere la salsa di avocado e mescolare bene
Tagliare a metà i pomodorini e unirli alla pasta
Cospargete con semi di sesamo se li avete a portata di
mano e condite con un po' di sale.

21. Risotto di riso integrale con zucca e funghi

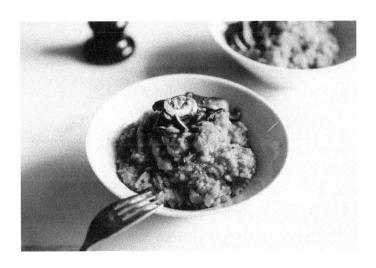

ingredienti

1 1/2 cucchiaio. olio di avocado, diviso (o qualunque olio tu preferisca)
3/4 libbre di zucca butternut, tagliata a cubetti
8 once. funghi, in quarti
1 cipolla piccola, tagliata a dadini
1 cucchiaino. aglio tritato
1 tazza di riso integrale germogliato a grana corta
1/2 bicchiere di vino bianco secco (il Sauvignon blanc va benissimo)
6 tazze di brodo vegetale
5 once. spinaci novelli
2 cucchiai. salvia fresca tritata
1/8 cucchiaino. Noce moscata
1/4 tazza di parmigiano grattugiato

1/4 tazza di noci tostate, tritate*
Sale e pepe a piacere

Direzione

Preriscaldare il forno a 425° F (218° C).
Ungete la zucca con 1/2 cucchiaio di olio e
cospargetela di sale e pepe su una teglia grande.
Mettere in forno e cuocere per circa 10 minuti.
Dopo che la zucca ha cotto per 10 minuti, aggiungere
i funghi nella stessa padella della zucca (o una padella
separata se non c'è spazio), ungere con 1/2 cucchiaio
di olio e rimettere la padella in forno per circa 15
minuti fino a quando zucca e funghi sono
Completamente cotto.
Riscaldare 1/2 cucchiaio. olio in una grande
casseruola a fuoco medio. Aggiungere la cipolla e far
rosolare per 2-3 minuti per farla ammorbidire.
Aggiungere l'aglio e cuocere per un altro minuto.
Aggiungere il riso nella padella con cipolla e aglio e
mescolare per 2-3 minuti. Aggiungere il vino bianco
al riso e mescolare fino a quando non sarà
completamente assorbito.

Versare 1/2 tazza di brodo nella padella con il riso e mescolare fino a completo assorbimento. Continuare ad aggiungere mezzo bicchiere di brodo alla volta, mescolando continuamente. Ripetere l'aggiunta di altro brodo ogni pochi minuti quando il riso ha assorbito la maggior parte del liquido (ci vogliono 20-30 minuti in totale).

Aggiungere gli spinaci e la salvia al riso e mescolare 1 minuto fino a quando gli spinaci non saranno appassiti.

Togliere dal fuoco e aggiungere i funghi, la zucca, le noci tostate, la noce moscata e il parmigiano.

Aggiustate di sale e pepe e servite subito.

22. Spaghetti cacio e pepe

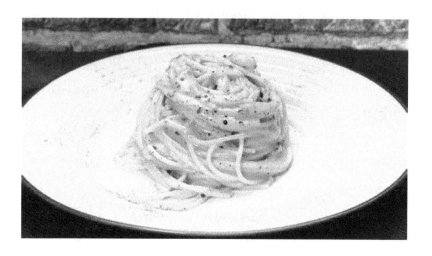

ingredienti

9 once (250 g) di spaghetti
5 once (135 g) di pecorino, pecorino toscano
stagionato o pecorino romano
1/2 bicchiere di acqua di cottura della pasta è bene
averne di più a portata di mano
1 cucchiaio di burro
1 cucchiaio di olio d'oliva
1-2 cucchiaini di pepe nero macinato al momento

Direzione

Preparate tutti gli ingredienti: grattugiate il formaggio sulla grattugia microplane o sui fori più piccoli di una grattugia a cassetta, macinate il pepe. Mettere da parte.

Tostare il pepe: scaldare l'olio d'oliva e il burro in una padella capiente a fuoco basso. Quando l'olio e il burro sono ben caldi, aggiungere il pepe. Cuocere, mescolando, per circa un minuto o fino a quando il pepe sarà fragrante. Togli la padella dal fuoco.

Cuocere la pasta: In una pentola media portare a bollore l'acqua. L'acqua deve essere ben salata, non aggiungete olio all'acqua, usate la minima quantità di acqua che coprirà la pasta. Cuocere la pasta circa 1-2 minuti in meno rispetto a quanto indicato sulla confezione.

Conservare l'acqua di cottura della pasta: Circa 3 minuti prima della fine del tempo di cottura riservare circa 1 tazza di acqua di cottura della pasta. Ci servirà solo 1/2 tazza per questa ricetta, ma è sempre bene averne di più a portata di mano se è necessario diluire la salsa.

Aggiungere 1/2 tazza di acqua nella padella e frullare intensamente per unirla al burro e all'olio d'oliva. Mettere da parte. Conservate la restante acqua di cottura della pasta.

Aggiungere la pasta cotta nella padella e condirla con il sugo. Lasciar riposare per circa un minuto o due, lasciando raffreddare leggermente prima di aggiungere il formaggio.

Aggiungere il formaggio e mescolare molto intensamente con una pinza da cucina o due forchette fino a quando il formaggio non si scioglie, diventa cremoso e crea una salsa liscia e setosa. Puoi mettere la padella sul fuoco mentre fai questo e scaldarla a fuoco molto basso per aiutare a sciogliere il formaggio. Se il formaggio non si scioglie facilmente aggiungete altra acqua di cottura della pasta tenuta da parte. Scaldare la salsa a fuoco basso fino a quando tutto il formaggio non si sarà sciolto. Assaggiare la pasta e condire con altro pepe se necessario.

23. Tortellini Italiani Zuppa Di Spinaci

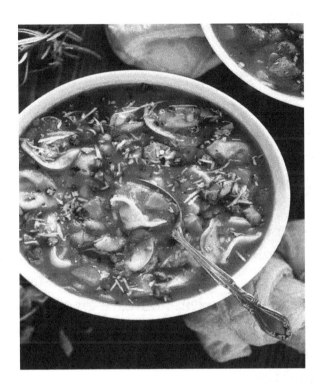

ingredienti

1 cucchiaino di olio d'oliva
1 grosso spicchio d'aglio tritato
4 tazze di brodo di pollo
2 tazze di brodo di pollo a basso contenuto di sodio
1 lattina da 14 once di pomodori arrostiti sul fuoco
1/2 cucchiaino di condimento italiano
1/2 cucchiaino di basilico essiccato
1 confezione da 12 once tortellini al formaggio
180 g di spinaci novelli freschi baby

Parmigiano fresco per servire facoltativo

Direzione

Metti una pentola grande a fuoco medio. Aggiungere
1 cucchiaino di olio d'oliva nella pentola. Una volta
che l'olio è caldo, aggiungere l'aglio e rosolare per 30
sec-1 min, o finché non diventa fragrante.
Aggiungere brodo, pomodori e condimenti. Portare a
bollore e continuare a cuocere a fuoco lento per 5
minuti.
Aggiungere i tortellini secchi confezionati e portare a
leggera ebollizione. Cuocete per 10 minuti (non
cuocete ancora del tutto i tortellini, li volete al dente).
Ridurre a fuoco lento e aggiungere gli spinaci. Fate
sobbollire per 5 minuti o fino a quando gli spinaci
saranno appassiti e i tortellini saranno
completamente cotti.
Dividere in 4 ciotole e guarnire con parmigiano
grattugiato fresco.

24. Pane Mozzarella Pomodoro

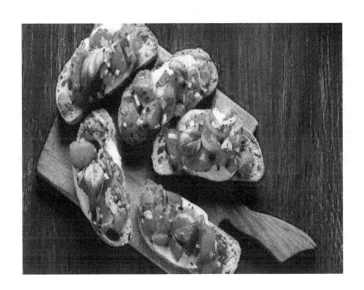

ingredienti

½ tazza di pomodorini (o scambia ½ tazza di
pomodorini con 1 pomodoro grande.
1 pallina di mozzarella a basso contenuto di grassi (1
pallina = ca. 125g/4.50z)
¼ tazza di basilico, fresco fresco
1 cucchiaio di olio d'oliva
1 cucchiaio di aceto balsamico
Sale e pepe a piacere
2-3 fette di pane integrale

Direzione

Preriscaldare il forno a 180 ° C / 360 ° F.
Affettare i pomodori a circa 1/4 cm di spessore e il
formaggio un po' più sottile.
Spalmare un filo d'olio d'oliva sul pane
Adagiare la mozzarella e poi i pomodori sul pane.
Tritate e aggiungete basilico, sale e pepe.
Cuocere in forno per 5 minuti circa, o fino a doratura
con formaggio fuso.
Metti l'aceto per ultimo per il sapore più pieno.

25. Insalata Caprese

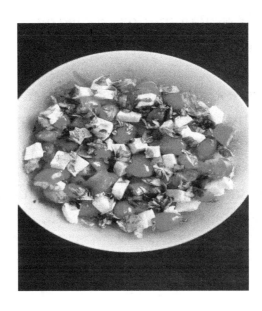

ingredienti

3 grandi pomodori maturi tagliati a di pollice di
spessore
12 once (350 g) di mozzarella fresca tagliata a di
pollice di spessore
2 cucchiai di olio extra vergine di oliva
½ cucchiaino di fiocchi di sale marino
¼ di cucchiaino di pepe nero macinato
2 cucchiai di riduzione/glassa di aceto balsamico
opzionale

Direzione

Disporre le fette di pomodoro e mozzarella in un piatto da portata alternandole tra le due.

Infilate le foglie di basilico fresco tra ogni fetta di pomodoro e mozzarella. Disporre gli ingredienti in modo da poter vedere gli strati nel piatto. Condire con olio d'oliva.
Condire con sale, pepe e condire con riduzione / glassa di aceto balsamico se si utilizza.

26. Bietola svizzera saltata all'italiana

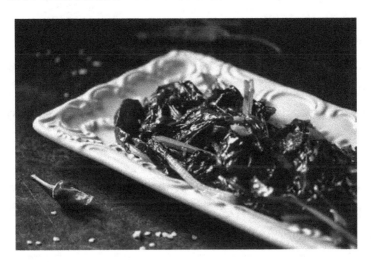

ingredienti

1 mazzetto di bietole fresche o bietole arcobaleno
2 cucchiai di olio d'oliva
2-3 spicchi d'aglio tritati grossolanamente
un pizzico di peperoncino tritato o più a piacere
1-2 cucchiai di acqua opzionale
Sale e pepe a piacere
olio d'oliva per condire
Scaglie di parmigiano facoltative

Direzione

Metti a bollire una pentola capiente di acqua salata.
Nel frattempo, sciacquate bene le bietole per
eliminare sporco e sabbia.

Taglia le estremità. Tagliare le costole dalla parte frondosa.

Una volta che l'acqua ha iniziato a bollire, buttare le costine. Bollire per 3-5 minuti o finché non inizia ad ammorbidirsi.

Aggiungere le foglie verdi e continuare a bollire per circa 1-2 minuti.

Scolare bene in uno scolapasta

Aggiungere l'olio d'oliva, l'aglio tritato e un pizzico di peperoncino (se utilizzato) in una padella larga.

Accendi il fuoco a fuoco medio e cuoci per 2 o 3 minuti.

Quando l'aglio inizia a prendere una leggera doratura, togliere dal fuoco e aggiungere le bietole sbollentate. Fai attenzione agli schizzi.

Usa le pinze per girarlo per ricoprirlo adeguatamente con l'olio infuso all'aglio.

Rimettete la padella sul fuoco e aggiustate di sale e pepe a piacere.

Coprire la padella e lasciar cuocere per un massimo di 5 minuti o finché sono teneri ma ancora un po' croccanti. Se necessario aggiungete qualche cucchiaio d'acqua.

Assaggiate e aggiustate di condimento.

Mettere sul piatto da portata e condire con olio d'oliva e scaglie di parmigiano.

27. La Bruschetta

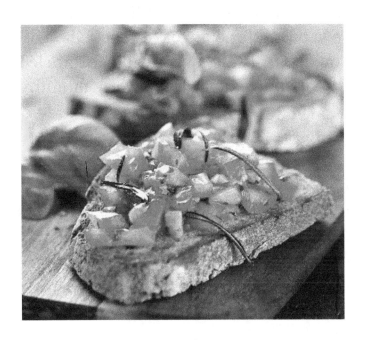

ingredienti

1 Baguette, affettata ad angolo
5 pomodori Roma, a dadini
2 spicchi d'aglio, schiacciati
Succo di 1 Limone
Formaggio di capra
Basilico fresco, chiffonade
Olio d'oliva
Pizzico di sale e pepe

Direzione

Preriscaldare il forno a 400 gradi.

Tagliare la baguette ad angolo e spennellare ogni pezzo con olio d'oliva. Su una teglia, tostare le fette di pane in forno fino a doratura; circa 15 minuti.

Prepara il composto di pomodoro. In una ciotola capiente, mescola insieme i pomodori tagliati, il sale, il pepe e il limone. Mettere da parte.

Quando i panini saranno dorati, toglieteli dal forno e strofinateli con gli spicchi d'aglio.

Spalmare il formaggio di capra su ogni toast e guarnire con il composto di pomodoro e basilico fresco.

28. Verza Stufata

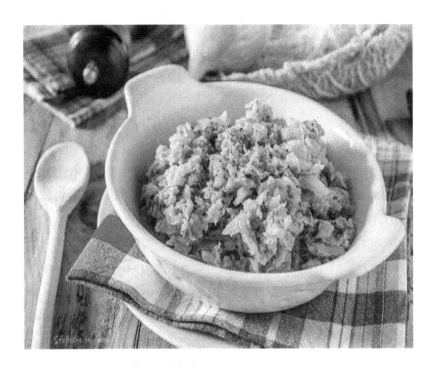

ingredienti

3 cucchiai di olio d'oliva
1 grande spicchio d'aglio tritato piccolo
1 verza lavata e asciugata
200 ml di brodo vegetale (1 tazza)
½ cucchiaino di sale qb
⅛ cucchiaino di pepe nero macinato al momento
olio d'oliva da piovigginare (facoltativo)

Direzione

Preparare il cavolo affettando la parte centrale, tagliando via il nucleo centrale duro, affettando le foglie a strisce sottili di 1 pollice.

In una pentola capiente con coperchio, scaldare l'olio con l'aglio a fuoco basso fino a quando l'aglio si ammorbidisce.

Aggiungere il cavolo cappuccio tagliato a fettine, abbassare la fiamma e far rosolare per un paio di minuti nell'olio all'aglio.

Incorporare un terzo del brodo, quindi abbassare la fiamma al minimo, coprire e lasciar sobbollire per 30 minuti, alzando di tanto in tanto il coperchio per mescolare, e aggiungendo poco a poco altro brodo. Togliete dal fuoco e servite caldo con un filo d'olio d'oliva sopra e una grattugiata di formaggio.

29. Funghi Ripieni Vegetariani Italiani

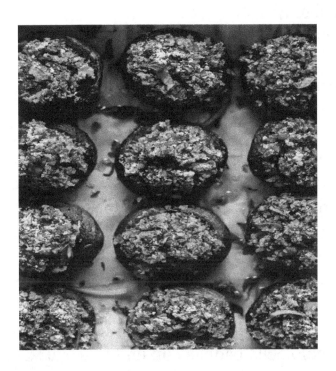

ingredienti

12 funghi interi di circa 2 pollici di diametro (io ho usato piccoli funghi portobello)

1/4 tazza di olio extravergine di oliva diviso

1/4 tazza di scalogno finemente a dadini (o cipolla)

2 spicchi d'aglio tritati

3 cucchiai di prezzemolo fresco tritato finemente, più altro per guarnire

1/2 tazza di pangrattato

1/4 tazza di parmigiano grattugiato fresco, vedi note

1/2 cucchiaino di origano secco o 1 cucchiaino di
fresco tritato finemente
sale kosher qb
pepe nero a piacere

Direzione

Eliminare delicatamente lo sporco in eccesso dai
funghi con una cucina pulita o un tovagliolo di carta.
Non lavarli con acqua, poiché questo influenzerà la
loro consistenza.
Eliminate i gambi dai funghi. Tagliare e scartare le
estremità dure. Tritare finemente i gambi.
Scaldare una padella a fuoco medio. Aggiungere 2
cucchiai di olio d'oliva.
Aggiungere lo scalogno, l'aglio, i funghi e il
prezzemolo nella padella con un pizzico di sale.
Cuocere finché gli ingredienti non si saranno
ammorbiditi, mescolando di tanto in tanto, per circa
5-7 minuti.
In una ciotola media, mescolare il composto di funghi
saltati con il pangrattato, il parmigiano, l'origano e
sale + pepe a piacere.
Mettere i funghi in una teglia. Farcire con il
composto, premendo per farne entrare il più
possibile. Usa tutto il ripieno: alcuni potrebbero non
adattarsi e cadere dai lati.
Condisci i restanti due cucchiai di olio d'oliva sopra i
funghi ripieni.

Coprire la teglia con un foglio. (A questo punto, puoi conservare i funghi in frigorifero fino a un giorno per essere cotti in seguito.)

Infornare a 375 gradi per 20 minuti. Rimuovere la pellicola e cuocere altri 10-15 minuti, finché i funghi non saranno dorati e spumeggianti.

30. Pesto di basilico fatto in casa

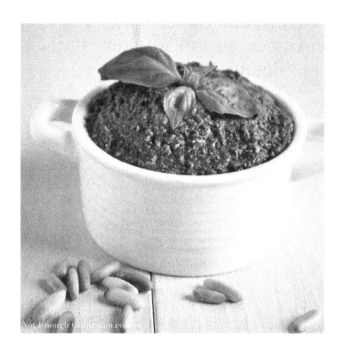

ingredienti

1 tazza di basilico, fresco
¼ tazza di parmigiano vegetariano, grattugiato
(assicurati di utilizzare una versione senza caglio
animale se sei vegetariano. ¼ tazza = ca. 25 g)
3 cucchiai di noci
1 spicchio d'aglio
¾ cucchiaino di sale
½ cucchiaino di pepe
5 cucchiai di olio d'oliva

Direzione

Tritare le foglie di basilico e le noci e metterle in un
bicchiere capiente.
Grattugiare l'aglio e il formaggio (se lo si usa) e
aggiungerli al composto, insieme a sale e pepe.
Aggiungere l'olio e mescolare bene con un cucchiaio.
In alternativa puoi usare un frullatore a immersione o
un robot da cucina per mescolare il tutto.
Se necessario, trasferire in un bicchiere più piccolo
per la conservazione e versare un po 'più di olio per
sigillare il pesto.
Coprite con pellicola e si conserva in frigorifero per
un massimo di due settimane.

31. Rollatini di melanzane

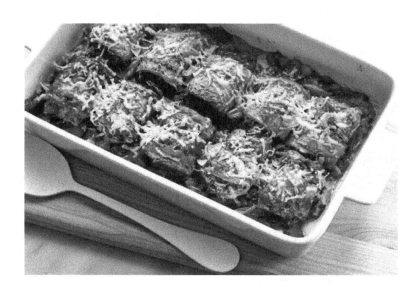

ingredienti

1 melanzana grande
1 cucchiaio di sale
SALSA:
1 cipolla piccola, tritata
1/4 tazza di olio d'oliva
2 spicchi d'aglio, tritati
1 lattina (15 once) di salsa di pomodoro
1 lattina (14-1/2 once) di pomodori a cubetti
1/2 tazza di brodo di pollo
1/4 tazza di concentrato di pomodoro tomato
2 cucchiai di prezzemolo fresco tritato
2 cucchiaini di zucchero

1/2 cucchiaino di sale
1/2 cucchiaino di basilico essiccato
1/4 cucchiaino di pepe
1/8 cucchiaino di fiocchi di peperoncino tritato

Indicazioni

Sbucciare e affettare le melanzane per il lungo in quindici fette spesse 1/8 pollici. Mettere in un colino sopra un piatto; cospargere di sale e mescolare. Lasciar riposare 30 minuti.
Nel frattempo, per la salsa, in una casseruola capiente, soffriggere la cipolla nell'olio. Aggiungere l'aglio; cuocere 1 minuto in più. Mescolare gli ingredienti della salsa rimanenti. Portare ad ebollizione. Ridurre il calore; cuocere a fuoco lento, scoperto, fino a quando i sapori si sono amalgamati, mescolando di tanto in tanto, per 20-25 minuti. Sciacquare e scolare le melanzane.
In una grande ciotola, unire gli ingredienti del ripieno; mettere da parte.
Metti le uova in una ciotola poco profonda. In un'altra ciotola poco profonda, unire il pangrattato, 1/2 tazza di parmigiano, aglio, prezzemolo, sale e pepe. Passate le melanzane nelle uova, poi nel pangrattato.

In una padella elettrica o profonda, scaldare 1/2 pollice di olio a 375°. Friggere le melanzane in lotti fino a doratura, 2-3 minuti per lato. Scolare su carta assorbente.

Preriscaldare il forno a 375°. Versare 1 tazza di salsa in una teglia da 13x9 pollici non unta. teglia. Distribuire 2 cucchiai arrotondati di ripieno su ogni fetta di melanzana. Arrotolare con cura e posizionare nella teglia con la cucitura rivolta verso il basso. Versare la salsa rimanente sugli involtini. Cospargete con il parmigiano rimasto. Coprire e cuocere fino a quando non bolle, 30-35 minuti.

32. Ravioli fatti in casa

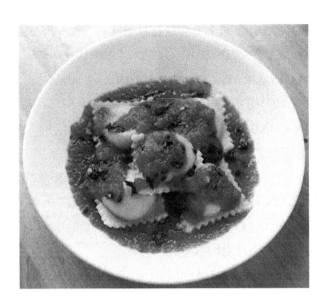

ingredienti

5 a 5-1/2 tazze di farina per tutti gli usi
6 uova grandi
1/2 tazza di acqua
1 cucchiaio di olio d'oliva

SALSA:
1 lattina (28 once) di pomodori schiacciati
1-1 / 2 tazze di passata di pomodoro
1/2 tazza di parmigiano grattugiato
1/3 di tazza d'acqua

1/3 di tazza di concentrato di pomodoro

3 cucchiai di zucchero

2 cucchiai di basilico fresco tritato

1 cucchiaio di prezzemolo fresco tritato

1 cucchiaio di origano fresco tritato

1 spicchio d'aglio, tritato

1/2 cucchiaino di sale

1/4 cucchiaino di pepe

RIEMPIMENTO:

1 cartone (15 once) di ricotta

2 tazze di mozzarella parzialmente scremata grattugiata

1/3 tazza di parmigiano grattugiato

1 uovo grande, leggermente sbattuto

2 cucchiaini di basilico fresco tritato

1 cucchiaino di prezzemolo fresco tritato

1 cucchiaino di origano fresco tritato

1/4 di cucchiaino di aglio in polvere

1/8 cucchiaino di sale

1/8 cucchiaino di pepe

Indicazioni

Metti 5 tazze di farina in una grande ciotola. Fate un buco al centro. Sbattere le uova, l'acqua e l'olio; versare bene. Mescolate, formando una palla. Rovesciare su un piano infarinato; impastare fino a ottenere un composto liscio ed elastico, circa 4-6 minuti, aggiungendo se necessario la farina rimanente per evitare che l'impasto si attacchi. Coprite e lasciate riposare per 30 minuti. Nel frattempo, in un forno olandese, unire gli ingredienti per la salsa. Portare ad ebollizione. Ridurre il calore; coprire e cuocere a fuoco lento per 1 ora, mescolando di tanto in tanto. In una grande ciotola, unire gli ingredienti del ripieno. Coprire e conservare in frigorifero fino al momento dell'uso. Dividere la pasta in quarti; arrotolare 1 porzione a 1/16 di pollice. spessore. (Mantenere la pasta coperta fino al momento dell'uso.) Lavorando velocemente, posizionare cucchiaini arrotondati di ripieno a 1 pollice di distanza su metà della sfoglia. Piegare il foglio; premere per sigillare. Tagliare a quadretti con una rotella da pasticceria. Ripetere con l'impasto rimanente e il ripieno.

Portare a ebollizione una pentola di acqua salata.
Aggiungi i ravioli. Ridurre il calore a fuoco lento;
cuocere fino a quando i ravioli vengono a galla e sono
teneri, 1-2 minuti. Scolare. Cucchiaio di salsa sui
ravioli.

33. Linguine al pomodoro fresco

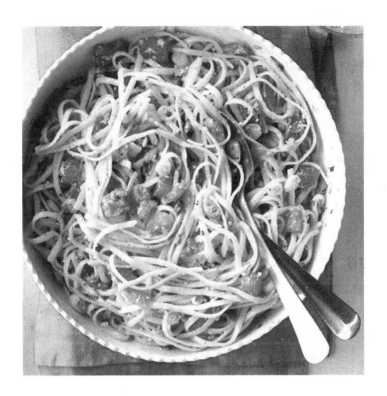

ingredienti

8 once di linguine crude
3 pomodori medi, tritati
6 cipolle verdi, affettate
1/2 tazza di parmigiano grattugiato
1/4 tazza di basilico fresco tritato o 4 cucchiaini di
basilico essiccato
2 spicchi d'aglio, tritati
1 cucchiaino di sale
1/2 cucchiaino di pepe

3 cucchiai di burro

Indicazioni

Cuocere le linguine secondo le indicazioni sulla
confezione. Nel frattempo, mettete tutti gli altri
ingredienti tranne il burro in una ciotola capiente.
Scolare le linguine; mantecare con il burro.
Aggiungere al composto di pomodoro e mescolare per
unire.

34. Focaccia Pomodorini e Basilico

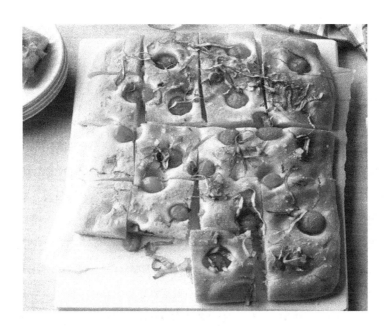

ingredienti

1 pacchetto (1/4 di oncia) lievito secco attivo
2 tazze di latte caldo al 2% (da 110° a 115°)
1/4 tazza di olio di colza
4-1/2 cucchiaini di zucchero
1 cucchiaino di sale
5 a 5-1/2 tazze di farina per tutti gli usi
2 tazze di pomodorini
1/3 di tazza di olio d'oliva
2 cucchiai di farina di mais
3 cucchiai di basilico fresco tagliato a fettine sottili
1 cucchiaino di sale grosso
1/8 cucchiaino di pep

Indicazioni

In una piccola ciotola, sciogliere il lievito nel latte caldo. In una ciotola capiente, unire l'olio di canola, lo zucchero, il sale, la miscela di lievito e 2 tazze di farina; battere a velocità media fino a che liscio. Incorporare abbastanza farina rimanente per formare un impasto duro (l'impasto sarà appiccicoso). Rovesciare l'impasto su un piano infarinato; impastare fino a che liscio ed elastico, 6-8 minuti. Mettere in una ciotola unta, girando una volta per ungere la parte superiore. Coprite e lasciate lievitare in un luogo caldo fino al raddoppio, circa 45 minuti. Nel frattempo riempite per due terzi d'acqua una pentola capiente; portare ad ebollizione. Tagliare una "X" poco profonda sul fondo di ogni pomodoro. Usando un mestolo forato, metti i pomodori, una tazza alla volta, in acqua bollente per 30 secondi o solo fino a quando la pelle nella "X" inizia a allentarsi. Rimuovere i pomodori e farli cadere immediatamente in acqua ghiacciata. Staccare e scartare le pelli. Mettere i pomodori in una piccola ciotola; irrorare con olio.

Preriscaldare il forno a 425°. Cospargere 2 teglie unte con farina di mais; mettere da parte. Impastare la pasta. Capovolgere su una superficie leggermente infarinata. Copertina; lasciate riposare 10 minuti. Dividi l'impasto a metà. Forma ciascuno in un 12 x 8 pollici. rettangolo e disporre su teglie preparate. Usando la punta delle dita, premere diverse fossette nell'impasto. Versare il composto di pomodoro sull'impasto; cospargere con basilico, sale grosso e pepe. Lasciar lievitare in luogo tiepido fino al raddoppio, circa 30 minuti.
Cuocere fino a doratura, 15-18 minuti.

35. Tortellini con crema di spinaci al pomodoro

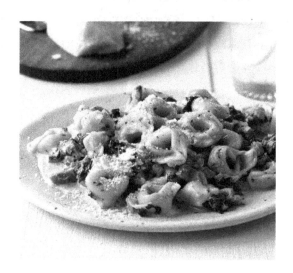

ingredienti

1 cucchiaio di olio d'oliva

1 cipolla piccola, tritata

3 spicchi d'aglio, tritati

1 lattina (14-1/2 once) di pomodori a cubetti piccoli, non scolati

5 once di spinaci tritati surgelati, scongelati e strizzati (circa 1/2 tazza)

1 cucchiaino di basilico essiccato

3/4 cucchiaino di sale

1/2 cucchiaino di pepe

1 tazza di panna da montare pesante

1 confezione (19 once) tortellini al formaggio surgelati

1/2 tazza di parmigiano grattugiato

Indicazioni

In una padella grande, scaldare l'olio a fuoco medio-
alto. Aggiungere la cipolla; cuocere e mescolare
finché sono teneri, 2-3 minuti. Aggiungere l'aglio;
cuocere 1 minuto in più.
Aggiungere i pomodori, gli spinaci e i condimenti.
Cuocere e mescolare a fuoco medio finché il liquido
non viene assorbito, circa 3 minuti.
Incorporare la panna; portare ad ebollizione. Ridurre
il calore; cuocere a fuoco lento, scoperto, fino a
quando non si addensa, circa 10 minuti. Nel
frattempo cuocere i tortellini secondo le indicazioni
sulla confezione; drenare. Mescolare nella salsa.
Cospargere di formaggio.

36. Melanzane alla parmigiana

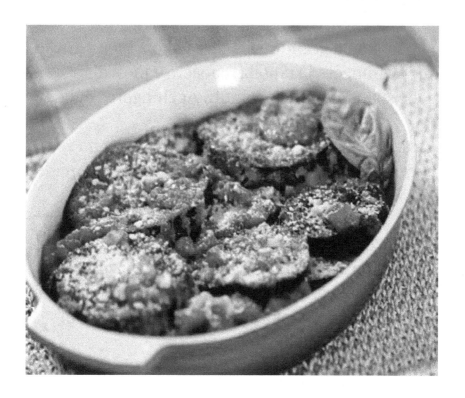

ingredienti

2 cucchiai di olio d'oliva
1 spicchio d'aglio, tritato
1 piccola melanzana, sbucciata e tagliata a fette da 1/4 di pollice
1 cucchiaio di basilico fresco tritato o 1 cucchiaino di basilico essiccato
1 cucchiaio di parmigiano grattugiato
1 pomodoro medio, affettato sottilmente
1/2 tazza di mozzarella grattugiata

Indicazioni

Unire olio e aglio; spennellare entrambi i lati delle fette di melanzana. Mettere su una teglia unta. Infornare a 425° per 15 minuti; girare. Cuocere fino a doratura, circa 5 minuti in più. Raffreddare su una gratella.

Mettere metà delle melanzane in un 1 qt unto. teglia. Cospargete con metà del basilico e del parmigiano. Disporre sopra le fette di pomodoro; cospargete con il restante basilico e parmigiano. Cospargere con metà della mozzarella e le rimanenti melanzane; guarnire con la mozzarella rimanente. Coprite e infornate a 350° per 20 minuti. Scoprire; cuocere fino a quando il formaggio non si sarà sciolto, 5-7 minuti in più. Guarnire con altro basilico, se lo si desidera.

37. Bruschetta alla griglia

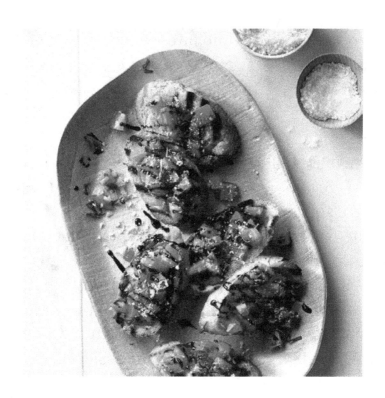

ingredienti

1/2 bicchiere di aceto balsamico
1-1 / 2 tazze di pomodori pelati tagliati e senza semi
2 cucchiai di scalogno tritato finemente
1 cucchiaio di basilico fresco tritato
2 cucchiaini più 3 cucchiai di olio d'oliva, divisi
1 spicchio d'aglio, tritato
16 fette di baguette di pane francese (spesse 1/2 pollice)
Sale marino e parmigiano grattugiato

Indicazioni

In un pentolino portare a bollore l'aceto; cuocere fino a quando il liquido si riduce a 3 cucchiai, 8-10 minuti. Togliere dal fuoco. Nel frattempo unire i pomodori, lo scalogno, il basilico, 2 cucchiaini di olio d'oliva e l'aglio. Coprire e conservare in frigorifero fino al momento di servire.
Spennellare l'olio rimanente su entrambi i lati delle fette di baguette. Grigliare, scoperto, a fuoco medio fino a doratura su entrambi i lati.
Toast con salsa di pomodoro. Condire con sciroppo di aceto balsamico; cospargere con sale marino e parmigiano. Servire subito.

38. Manicotti di spinaci improvvisati

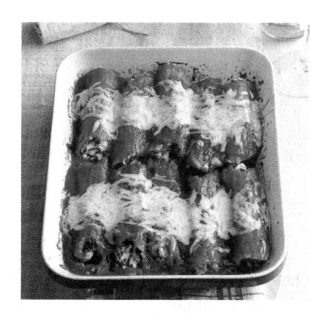

ingredienti

1 cartone (15 once) ricotta di latte intero
1 confezione (10 once) di spinaci tritati surgelati,
scongelati e strizzati
1-1/2 tazze di mozzarella parzialmente scremata
sminuzzata, divisa
3/4 tazza di parmigiano grattugiato, diviso
1 uovo grande, leggermente sbattuto
2 cucchiaini di prezzemolo fresco tritato
1/2 cucchiaino di cipolla in polvere
1/2 cucchiaino di pepe
1/8 cucchiaino di aglio in polvere
3 vasetti (24 once ciascuno) salsa per spaghetti

1 tazza d'acqua
1 confezione (8 once) di conchiglie manicotti

Indicazioni

In una grande ciotola, mescola la ricotta, gli spinaci, 1
tazza di mozzarella, 1/4 di tazza di parmigiano,
l'uovo, il prezzemolo e i condimenti. In un'altra
ciotola capiente, mescolare la salsa per gli spaghetti e
l'acqua; distribuire 1 tazza in una teglia unta da 13x9
pollici. teglia.
Riempire i manicotti crudi con il composto di ricotta;
disporre sopra la salsa. Versare sopra il restante
composto di salsa per spaghetti. Cospargete con la
restante mozzarella e parmigiano. Mettete in
frigorifero, coperto, per una notte.
Togliere dal frigorifero 30 minuti prima di infornare.
Preriscaldare il forno a 350°. Cuocere, scoperto, 40-
50 minuti o fino a quando i manicotti sono teneri.
Opzione di congelamento: coprire e congelare la
casseruola non cotta. Per utilizzare, scongelare
parzialmente in frigorifero durante la notte. Togliere
dal frigorifero 30 minuti prima di infornare.
Preriscaldare il forno a 350°. Cuocere la casseruola
come indicato, aumentando il tempo necessario per il
riscaldamento e affinché un termometro inserito al
centro legga 165

39. Piatto Caprese Di Carciofi

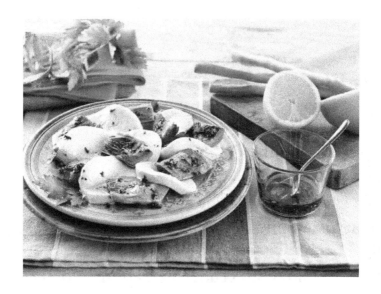

ingredienti

2 vasetti (7-1/2 once ciascuno) cuori di carciofi
marinati
2 cucchiai di aceto di vino rosso
2 cucchiai di olio d'oliva
6 pomodori pelati, a fette
1 libbra di mozzarella fresca, affettata
2 tazze di foglie di basilico fresco sfuse
Pepe macinato grossolanamente, facoltativo

Indicazioni

Scolare i carciofi, riservando 1/2 tazza di marinata. In una piccola ciotola, sbatti l'aceto, l'olio e la marinata riservata.
In un ampio piatto da portata disponete i carciofi, i pomodori, la mozzarella e il basilico. Condire con la vinaigrette. A piacere spolverare con pepe macinato grossolanamente.

40. Gnocchi Alfredo

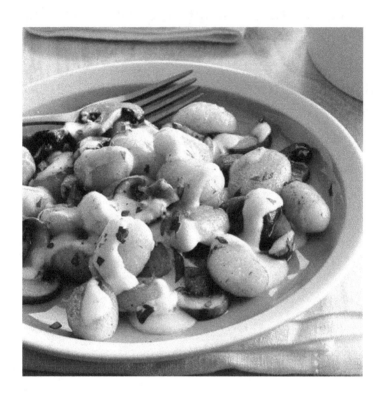

ingredienti

2 chili di gnocchi di patate

3 cucchiai di burro, divisi

1 cucchiaio più 1-1 / 2 cucchiaini di farina per tutti gli usi

1-1/2 tazze di latte intero whole

1/2 tazza di parmigiano grattugiato

Un pizzico di noce moscata

1/2 libbra di funghi portobello affettati

Prezzemolo fresco tritato, facoltativo

Indicazioni

Cuocere gli gnocchi secondo le indicazioni sulla confezione; drenare. Nel frattempo, in un pentolino, sciogliere 1 cucchiaio di burro. Mescolare la farina fino a che diventa liscio; frullare gradualmente nel latte. Portare a ebollizione, mescolando continuamente; cuocere e mescolare 1-2 minuti o fino a quando non si sarà addensato. Togliere dal fuoco; mantecare con il formaggio e la noce moscata finché non si saranno amalgamati Tenere caldo.

In una padella larga e pesante, sciogliere il burro rimasto a fuoco medio. Scaldare 5-7 minuti o fino a doratura, mescolando continuamente. Aggiungere subito i funghi e gli gnocchi; cuocere e mescolare 4-5 minuti o fino a quando i funghi sono teneri e gli gnocchi sono leggermente dorati. Servire con salsa. Se lo si desidera, cospargere di prezzemolo.

41. Insalata di patate cremosa italiana

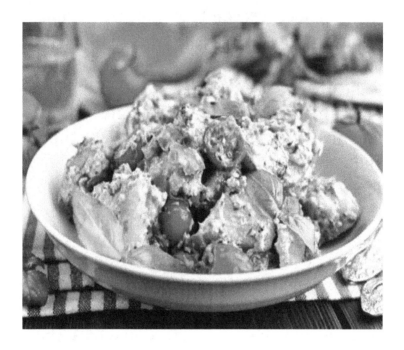

ingredienti

3 libbre di patate rosse, a cubetti
2/3 tazza di parmigiano grattugiato
1 tazza (9 once) di ricotta
4 spicchi d'aglio, tritati
1/2 cipolla rossa media, affettata ad anelli sottili
1/2 tazza di olio d'oliva
6 cucchiai di aceto di sidro
Sale qb
Pepe macinato grossolanamente
1/2 tazza di prezzemolo fresco tritato
1/2 cucchiaino di origano secco

Indicazioni

Cuocete le patate in acqua bollente salata finché non saranno appena tenere. Mentre le patate si raffreddano, unire gli altri ingredienti tranne il prezzemolo e l'origano. Scolare le patate. Mentre le patate sono ancora calde, incorporare la miscela di formaggio. Poco prima di servire, incorporare prezzemolo e origano.

42. Panzanella

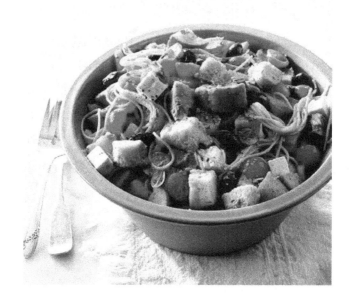

ingredienti

4 once di spaghetti integrali crudi
2 cucchiai più 1/2 tazza di olio d'oliva, divisi
6 tazze di pane francese a cubetti (pezzi da 1 pollice)
1/3 di tazza di aceto di vino rosso
2 cucchiai di senape di Digione
1 cucchiaino di sale
1/2 cucchiaino di pepe macinato grossolanamente
4 tazze di pomodorini, dimezzati
2 peperoni medi gialli o arancioni, tritati
1/2 tazza di olive greche snocciolate
1/2 tazza di foglie di basilico sfuse, strappate

8 once di feta o mozzarella parzialmente scremata, tagliata a cubetti da 1/2 pollice

Indicazioni

Cuocere gli spaghetti secondo le indicazioni sulla confezione. In una padella grande, scaldare 2 cucchiai di olio a fuoco medio-alto. Aggiungere cubetti di pane; cuocere e mescolare 3-4 minuti o fino a quando non è tostato. Togliere dal fuoco.
In una grande ciotola, sbatti l'aceto, la senape, il sale, il pepe e l'olio rimanente fino a quando non si saranno amalgamati. Aggiungere pomodori, peperoni, olive e basilico; lanciare leggermente. Scolare gli spaghetti e aggiungerli al composto di pomodoro. Aggiungere cubetti di pane tostato e formaggio; lanciare per combinare. Servire subito.

43. Papillon con pesto di noci ed erbe

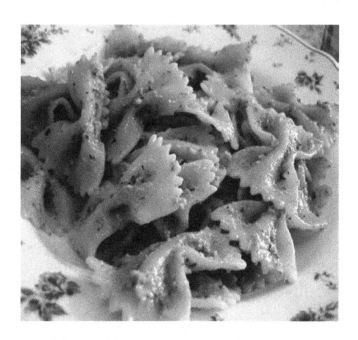

ingredienti

4 tazze di pasta integrale cruda farfalle
1 tazza di rucola fresca
1/2 tazza di rametti di prezzemolo fresco confezionato
1/2 tazza di foglie di basilico sfuse
1/4 tazza di parmigiano grattugiato
1/2 cucchiaino di sale
1/8 cucchiaino di fiocchi di peperoncino tritato
1/4 tazza di noci tritate
1/3 di tazza di olio d'oliva
1 pomodoro datterino, privato dei semi e tritato

Indicazioni

Cuocere la pasta secondo le indicazioni sulla confezione.

Nel frattempo mettete in un robot da cucina la rucola, il prezzemolo, il basilico, il formaggio, il sale e il pepe; coprire e frullare fino a tritare. Aggiungere le noci; coprire e lavorare fino a quando non si sarà amalgamato. Durante la lavorazione, aggiungere gradualmente l'olio in un flusso costante.

Scolare la pasta, riservando 3 cucchiai di acqua di cottura. In una ciotola capiente, condite la pasta con il pesto, il pomodoro e l'acqua tenuta.

44. Bolognese di funghi con pasta integrale

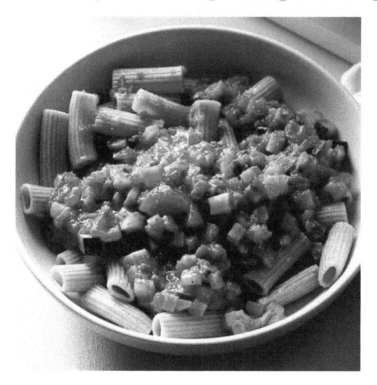

ingredienti

1 cucchiaio di olio d'oliva

1 grossa cipolla dolce, tritata finemente

2 carote medie, tritate finemente

1 zucchina grande, tritata finemente

1/2 libbra di funghi portobello baby, tritati finemente

3 spicchi d'aglio, tritati

1/2 tazza di vino rosso secco o brodo di pollo a ridotto contenuto di sodio

1 lattina (28 once) di pomodori schiacciati, non scolati

1 lattina (14-1/2 once) di pomodori a cubetti, non scolati
1/2 tazza di parmigiano grattugiato
1/2 cucchiaino di origano secco
1/2 cucchiaino di pepe
1/8 cucchiaino di fiocchi di peperoncino tritato
Un pizzico di noce moscata
4-1/2 tazze di rigatoni integrali crudi

Indicazioni

In una pentola ricoperta di spray da cucina, scaldare l'olio a fuoco medio-alto. Aggiungere la cipolla e le carote; cuocere e mescolare finché sono teneri. Aggiungere zucchine, funghi e aglio; cuocere e mescolare finché sono teneri. Sfumare con il vino; portare ad ebollizione; cuocere fino a quando il liquido è quasi evaporato.
Mescolare i pomodori schiacciati e tagliati a dadini, il formaggio e i condimenti; portare ad ebollizione. Ridurre il calore; cuocere a fuoco lento, coperto, 25-30 minuti o fino a quando non si addensa leggermente.
Cuocere i rigatoni secondo le indicazioni sulla confezione; drenare. Servire con salsa.

45. Pizze all'italiana

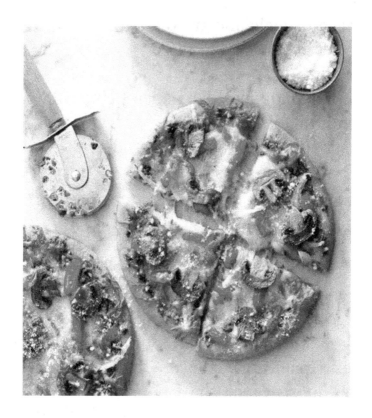

ingredienti

2 pizzette precotte
1/2 tazza di pesto preparato
2/3 tazza di mozzarella parzialmente scremata
sminuzzata
1/2 tazza di cipolla dolce affettata
1/2 tazza di funghi freschi affettati sottilmente
1/4 tazza di peperoni rossi dolci arrostiti, scolati
2 cucchiai di parmigiano grattugiato

Indicazioni

Mettere le croste su una teglia non unta; spalmare
con il pesto. Strato con mozzarella, cipolla, funghi e
peperoni; cospargere di parmigiano. Infornare a 400°
finché il formaggio non si sarà sciolto, 10-12 minuti.

46. Pasta Cremosa Primavera

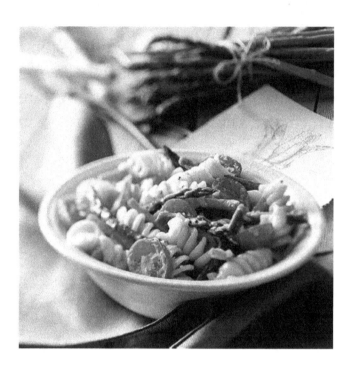

ingredienti

2 tazze di gemelli crudi o pasta a spirale
1 libbra di asparagi freschi, mondati e tagliati a pezzi
da 2 pollici
3 carote medie, tritate
2 cucchiaini di olio di canola
2 tazze di pomodorini, a metà
1 spicchio d'aglio, tritato
1/2 tazza di parmigiano grattugiato
1/2 tazza di panna da montare pesante
1/4 cucchiaino di pepe

Indicazioni

Cuocere la pasta secondo le indicazioni sulla confezione. In una padella grande a fuoco medio-alto, soffriggere gli asparagi e le carote nell'olio fino a renderli croccanti. Aggiungere i pomodori e l'aglio; cuocere 1 minuto in più.
Unire il formaggio, la panna e il pepe. Scolare la pasta; condire con il composto di asparagi.

47. Spezzatino di Portobello Toscano

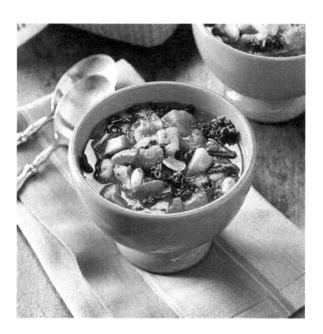

ingredienti

2 grandi funghi portobello, tritati grossolanamente
1 cipolla media, tritata
3 spicchi d'aglio, tritati
2 cucchiai di olio d'oliva
1/2 bicchiere di vino bianco o brodo vegetale
1 lattina (28 once) di pomodori a cubetti, non scolati
2 tazze di cavolo cappuccio fresco tritato
1 foglia di alloro
1 cucchiaino di timo essiccato
1/2 cucchiaino di basilico essiccato
1/2 cucchiaino di rosmarino essiccato, tritato

1/4 di cucchiaino di sale
1/4 cucchiaino di pepe
2 barattoli (15 once ciascuno) di fagioli cannellini,
sciacquati e scolati

Indicazioni

In una padella capiente, soffriggere i funghi, la cipolla
e l'aglio nell'olio finché sono teneri. Aggiungi il vino.
Portare ad ebollizione; cuocere finché il liquido non si
sarà ridotto della metà. Mescolare i pomodori, il
cavolo e i condimenti. Portare ad ebollizione. Ridurre
il calore; coprire e cuocere a fuoco lento per 8-10
minuti.
Aggiungi i fagioli; calore attraverso. Scartare la foglia
di alloro.

48. Caponata a cottura lenta

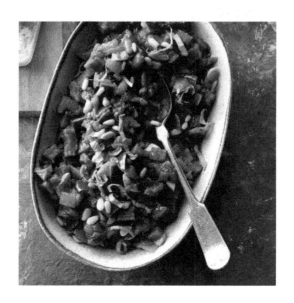

ingredienti

2 melanzane medie, tagliate a pezzi da 1/2 pollice
1 cipolla media, tritata
1 lattina (14-1/2 once) di pomodori a cubetti, non scolati
12 spicchi d'aglio, affettati
1/2 bicchiere di vino rosso secco
3 cucchiai di olio d'oliva
2 cucchiai di aceto di vino rosso
4 cucchiaini di capperi, non scolati
5 foglie di alloro
1-1 / 2 cucchiaini di sale

1/4 cucchiaino di pepe macinato grossolanamente
Fette di baguette di pane francese, tostate
Facoltativo: foglie di basilico fresco, pinoli tostati e
altro olio d'oliva

Indicazioni

Mettere i primi 11 ingredienti in una pentola a cottura
lenta (non mescolare). Cuocere, coperto, a fuoco alto
per 3 ore. Mescola delicatamente; sostituire la
copertura. Cuocere in alto per 2 ore in più o fino a
quando le verdure sono tenere. Raffreddare
leggermente; scartare le foglie di alloro. Servire con
fette di baguette tostate, aggiungendo condimenti a
piacere.

49. Gnocchi con funghi e cipolla

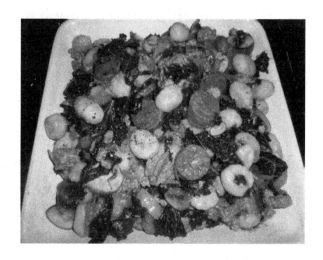

ingredienti

1 confezione (16 once) gnocchi di patate potato
1/2 libbra di funghi freschi a fette
3/4 tazza di cipolla dolce tritata
1/4 tazza di burro, a cubetti
1/4 di cucchiaino di sale
1/4 di cucchiaino di condimento italiano
1/4 di cucchiaino di fiocchi di peperoncino tritato
Parmigiano grattugiato

Indicazioni

Cuocere gli gnocchi secondo le indicazioni sulla confezione. Nel frattempo, in una padella larga di ghisa, soffriggere i funghi e la cipolla nel burro finché sono teneri.
Scolare gli gnocchi. Aggiungere gli gnocchi, il sale, il condimento italiano e i fiocchi di pepe nella padella; calore attraverso. Cospargere di formaggio.

50. Quinoa Arancini

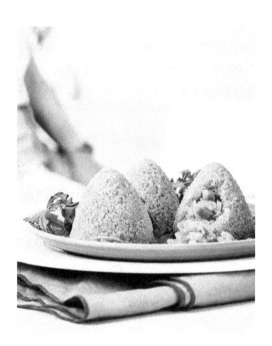

ingredienti

1 confezione (9 once) di quinoa pronta da servire o 1-3/4 tazze di quinoa cotta
2 uova grandi, leggermente sbattute, divise per uso
1 tazza di pangrattato condito, diviso
1/4 tazza di parmigiano grattugiato
1 cucchiaio di olio d'oliva
2 cucchiai di basilico fresco tritato o 2 cucchiaini di basilico secco
1/2 cucchiaino di aglio in polvere

1/2 cucchiaino di sale
1/8 cucchiaino di pepe
6 cubetti di mozzarella parzialmente scremata (3/4 di pollice ciascuno)
Spray da cucina
Sugo per pasta caldo, facoltativo

Indicazioni

Preriscaldare il forno a 425°. Preparare la quinoa secondo le indicazioni sulla confezione. Incorporare 1 uovo, 1/2 tazza di pangrattato, parmigiano, olio, basilico e condimenti.
Dividere in 6 porzioni. Formare ogni porzione attorno a un cubetto di formaggio fino a coprirlo completamente, formando una palla.
Metti l'uovo rimasto e 1/2 tazza di pangrattato in ciotole poco profonde separate. Immergere le palline di quinoa nell'uovo, quindi arrotolarle nel pangrattato. Mettere su una teglia unta; spritz con spray da cucina. Cuocere fino a doratura, 15-20 minuti. Se lo si desidera, servire con sugo di pasta.

Conclusione

Il mio obiettivo era rendere queste ricette facili da preparare, ma soprattutto gustose al palato, quindi speriamo vi siano piaciute.

In questo libro, sei stato in grado di conoscere diverse ricette italiane che altrimenti non avresti potuto conoscere in altri libri.

Ho creato queste ricette per chi è già esperto ma anche per chi è alle prime armi e si avvicina per la prima volta a questo tipo di cucina, quindi allenatevi spesso e prendete confidenza con le ricette, vedrete che oltre ad avere dei vantaggi a il livello fisico aumenterà le tue abilità culinarie.

Grazie per avermi scelto, ci vediamo al prossimo libro.

CPSIA information can be obtained
at www.ICGtesting.com
Printed in the USA
BVHW061953150621
609639BV00002B/432